Yoga pour une meilleure santé visuelle

Améliorez votre vue avec la pratique du yoga

Par

ASHIA Gill

Table des matières

Résumé

La fatigue oculaire n'affecte pas seulement les yeux, mais également le cou et l'arrière de la tête. Mon corps et mes yeux sont stressés depuis longtemps car je ne sais pas comment les reposer correctement. Vous devez laisser votre corps et vos yeux se détendre, vous donner le temps de vous perdre et de bouger. Les problèmes oculaires sont souvent causés par des activités quotidiennes.

Qu'est-ce que le yoga des yeux

Parce que les gens passent beaucoup de temps devant les écrans de téléphones, de téléviseurs, de tablettes et d'ordinateurs, leurs yeux sont soumis à beaucoup de stress chaque jour. Cela fait travailler les cristallins, les muscles et les récepteurs oculaires plus fort qu'ils ne le devraient, ce qui les fatigue et peut causer des problèmes plus ou moins importants. Pour tenter de s'en débarrasser, le Eye Yoga pourrait être utile. C'est une façon de se détendre qui utilise des mouvements spécifiques pour renforcer les muscles, vous procurer un soulagement instantané et vous apporter d'autres avantages.

Une gymnastique faciale peut également être pratiquée pour garder les yeux et la zone qui les entoure en bonne santé et pour éviter les pattes d'oie.

Comment ça marche

Selon l'exercice, la méthode consiste généralement à regarder quelque chose de près ou de loin pendant quelques secondes, puis à déplacer vos yeux d'une certaine manière vers la gauche, la droite, le haut ou le bas.

Quelle est la connexion corps-esprit

La relation corps-esprit est le lien entre la façon dont une personne pense, ressent et agit et la santé de son corps.

Les scientifiques savent depuis longtemps que nos sentiments peuvent modifier le fonctionnement de notre corps, mais nous commençons tout juste à comprendre comment les émotions affectent notre santé et notre durée de vie.

La médecine holistique est un type de soins de santé qui tente d'aider la personne dans sa globalité, et pas seulement ses symptômes. Un élément important de la médecine holistique est la connexion corps-esprit. Aujourd'hui plus que jamais, les médecins savent à quel point il est important de traiter la personne dans sa globalité, y compris son esprit, son corps et son esprit.

Comment le yoga et la méditation sont bons pour le corps et le cerveau

Comment le yoga et la méditation sont bons pour le corps et le cerveau

L'esprit, le corps et l'esprit sont tous connectés, et le yoga et la méditation nous aident à en apprendre davantage. Des études ont montré que le nerf vague est impliqué dans la réaction de relaxation, également appelée système « repos et digestion ». Ainsi, le yoga fait sortir le système nerveux de la réponse « combat, fuite ou gel » liée au stress et la fait passer à la réponse « se reposer et digérer », ce qui améliore la santé mentale.

De plus, le yoga augmente la quantité de GABA dans le cerveau, un produit chimique qui aide à calmer l'esprit. Dans une étude de 12 semaines, les gens ont marché une heure trois fois par semaine ou ont fait du yoga. Les niveaux de GABA du groupe de yoga ont augmenté davantage, leur humeur s'est davantage améliorée et les effets physiques de l'anxiété ont davantage diminué.

Le lien entre les yeux et le cerveau

La connexion entre les yeux et l'esprit est réelle, même si elle ressemble à un fantasme. Environ 40 % du cerveau est utilisé pour la vision, c'est pourquoi nous fermons les yeux pour nous détendre et nous endormir. Et quatre de nos 12 nerfs crâniens servent uniquement à voir, tandis que deux autres sont également liés à la vue. Comparez cela aux systèmes cardiaque et gastrique, qui sont contrôlés par un seul nerf crânien.

Même si l'objectif principal des asanas oculaires est d'acquérir de la clarté, l'amélioration de la vision constitue également un avantage important. Étonnamment, il ne semble pas que ce soit l'étirement et le resserrement des muscles qui soient les plus utiles. Se détendre semble être la chose la plus importante pour des yeux sains. Lors d'un essai, lorsque des personnes appliquaient du curare, un relaxant musculaire,

sur leurs yeux, leur vision s'améliorait
considérablement.

Avantages allégués

Ce que dit la science

Même s'il n'existe aucune preuve scientifique que les mouvements du Eye Yoga peuvent réellement corriger l'astigmatisme, la myopie ou l'hypermétropie, le renforcement des muscles de la structure oculaire peut aider les personnes ayant des difficultés à voir.

Certaines études affirment cependant qu'ils peuvent contribuer à réduire la pression oculaire, ce qui pourrait ralentir le développement du glaucome. En outre, cela aiderait l'œil à devenir plus fort après une opération de la cataracte.

C'est pourquoi, si vous portez des lentilles de contact, vous devez toujours les retirer la nuit.

Soulager le stress

Cependant, les mouvements de concentration et d'entraînement musculaire sont utiles à deux fins. Premièrement, ils vous permettent de vous sentir calme et détendu, ce qui peut aider à réduire le stress et à traiter des problèmes tels que les maux de tête, l'hypertension artérielle et l'anxiété.

Deuxièmement, faire du Eye Yoga peut aider le cerveau à mieux comprendre ce que les yeux lui disent. Cela ne signifie pas que votre vue s'améliore réellement, mais vous pourrez peut-être prêter plus d'attention à ce que vous voyez et avoir l'impression de mieux voir grâce à cela.

C'est peut-être la raison pour laquelle une étude scientifique n'a pas pu trouver un moyen de mesurer scientifiquement à quel point la vision des gens s'est améliorée après avoir pratiqué le Eye Yoga, mais les personnes qui l'ont pratiqué se sont quand même senties mieux.

Combat la fatigue oculaire

Le yoga pour les yeux peut également aider à éviter et à traiter la fatigue oculaire. Une étude menée auprès de 60 étudiants montre que cela est vrai. Après 8 semaines de pratique, ils étaient moins fatigués et leurs yeux ne leur faisaient pas autant mal.

Le stress est lié à la fatigue oculaire, ce bénéfice peut donc être mesuré par l'amélioration des muscles et la réduction du stress, ce qui vous aide à rester concentré.

Les bienfaits du yoga pour la vue

Yoga des yeux, voici les principaux bienfaits :

- réduit la pression oculaire;
- aide à renforcer la force des yeux;
- améliore la capacité de concentration;
- détend les yeux et par conséquent la sensation de fatigue est considérablement réduite ;
- cela aide à prêter plus d'attention à ce que vous voyez, et donc vous avez la sensation de voir de manière plus claire et plus centrée.

Nous voici au point central de notre article, avec pas moins de six exercices de yoga pour les yeux.

Trataka

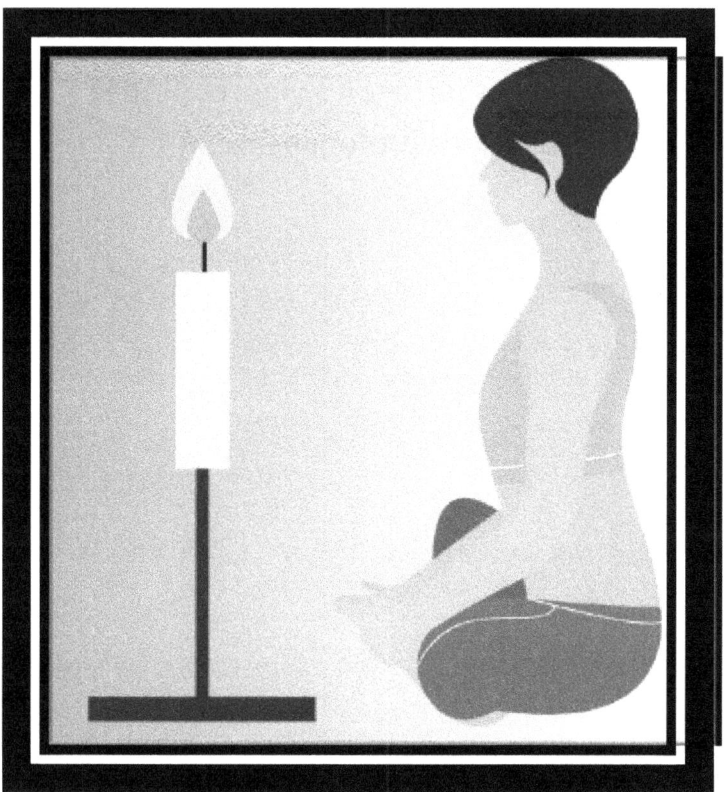

Installez-vous devant une bougie allumée, le dos droit et la lumière juste devant vos yeux.

Il regarde le centre de la lumière et ne peut pas cligner des yeux une seule fois. Même les premières fois, ce n'est pas facile, mais essayez-le.

Même si vos yeux pleurent, continuez pendant cinq minutes. C'est le signe que les conduits lacrymaux sont en train d'être nettoyés.

À la fin du temps, fermez les yeux et rouvrez-les plusieurs fois, puis fermez les yeux et prenez quelques respirations profondes.

Se concentrer

- Assis, le dos droit, regardant le bout de l'index, amenez votre doigt entre les sourcils.
- Maintenez la position et regardez pendant 3 à 4 respirations.
- Toujours en regardant votre index, avancez-le avec le bras complètement tendu.
- Après quelques respirations, repositionnez à nouveau votre doigt entre vos sourcils.
- Après la séquence, répétez-la en commençant et en revenant jusqu'au bout du nez.

Concentrez-vous en déplacement

- Asseyez-vous droit, regardez droit devant vous.
- Étendez votre bras gauche aussi loin que possible, le pouce pointé vers le haut.
- Concentrez-vous sur le pouce.
- Déplacez lentement votre bras d'abord vers la droite, aussi loin que vous le pouvez, puis vers la gauche, en suivant toujours le pouce

des yeux. Assurez-vous de ne pas bouger votre cou.

- Répétez plusieurs fois.

Rotation des yeux

- La position de départ de cet exercice de yoga pour les yeux est toujours la même : assis avec le dos droit.
- Regardez le plafond en essayant de rester concentré autant que possible.
- Roulez ensuite les yeux vers la droite, puis vers le haut, puis vers la gauche.
- Retournez votre regard vers le plafond.
- Revenons à regarder vers l'avenir.
- Répétez plusieurs fois la rotation dans ce sens, puis déplacez vos yeux dans le sens inverse des aiguilles d'une montre en suivant le même principe.

Décentralisation

- Étendez les deux bras vers l'avant, les pouces levés.

- En fixant le centre des deux pouces, ouvrez les bras sur le côté, très, très lentement. Assurez-vous que votre tête ne bouge pas.
- Maintenez la position pendant 6 à 7 respirations, puis revenez à la position initiale en suivant toujours le mouvement des yeux.

Aspect vertical

- Étendez votre bras droit vers l'avant en pointant votre index vers la gauche.
- Le regard fixé sur le centre du doigt, levez le bras. Il est également important dans ce cas de ne pas bouger la tête.
- Continuez à le soulever jusqu'à ce qu'il disparaisse de la vue.
- Maintenez la position pendant 3 à 4 respirations, puis abaissez votre doigt au niveau des yeux.
- Répétez tout en déplaçant votre doigt vers le bas.

Les yeux sont fatigués quel que soit l'âge

Les problèmes oculaires ont beaucoup changé ces dernières années. Dans le passé, de nombreuses personnes essayaient de trouver un remède à la myopie, mais aujourd'hui, la plupart des gens souffrent de fatigue oculaire.

Il doit y avoir beaucoup de gens qui ont besoin de gouttes oculaires parce qu'ils ont les yeux fatigués ou des douleurs derrière les yeux.

La fatigue oculaire n'affecte pas seulement les yeux, mais également le cou et l'arrière de la tête. Tout le monde souffre de douleurs oculaires, quel que soit son âge.

La principale cause de fatigue oculaire est le fait de regarder un ordinateur ou un smartphone pendant une longue période. En termes simples, certains muscles et nerfs de vos yeux sont trop sollicités. Quand vous regardez autour du train, vous pouvez voir que tout le monde regarde son téléphone. Personne ne regarde le paysage par la fenêtre ni la façon dont les nuages changent de forme.

Même lorsque nous sommes proches de quelque chose, nous le voyons rarement de loin. Les personnes de plus de 40 ans peuvent désormais souffrir d'une maladie appelée « presbytie sur smartphone », ce qui signifie qu'elles peuvent voir de près mais pas de loin.

De plus, je ne sais pas comment reposer mon corps correctement, donc mon corps et mes yeux sont toujours tendus. Vous devez laisser votre corps et vos yeux se détendre, vous donner le temps de vous perdre et de bouger. Les problèmes oculaires sont souvent causés par des activités quotidiennes. C'est dans cet esprit que j'ai imaginé le « yoga des yeux » pour aider les personnes souffrant de problèmes comme l'asthénopie, la sécheresse oculaire, la myopie, l'hypermétropie et la presbytie.

Le « yoga des yeux » devient également de plus en plus populaire dans les écoles d'art et les ateliers d'entreprises.

À l'école culturelle, nous installons un test de la vue dans la classe et demandons aux élèves de vérifier leur vue avant et après le yoga des yeux. Ensuite, la plupart des gens qui ont commencé avec 0,1 arrivent à 0,3, et la plupart des gens qui ont commencé avec 0,3 arrivent à 0,5.

Avant de faire du yoga des yeux, je pouvais voir environ deux ou trois choses plus haut que maintenant. De plus, j'entends souvent dire que même dans les cours de yoga des yeux, des panneaux qui ne pouvaient pas être vus sur le chemin du cours pouvaient l'être sur le chemin du retour.

Le yoga des yeux apaise les muscles et les nerfs tendus autour des yeux. Cela aide à déplacer le sang et l'énergie bloqués. En conséquence, la fatigue oculaire est atténuée et le champ de vision devient plus clair et plus clair.

L'imagerie est importante dans le yoga

Tout d'abord, le yoga est une façon de penser et de bouger qui vous aide à tirer le meilleur parti de votre corps et de votre vie. Le yoga des yeux consiste à tirer le meilleur parti de ce que vos yeux peuvent faire.

En raison de la mauvaise façon dont nous utilisons notre corps et nos yeux, nous ne pouvons pas montrer nos compétences originales. Le "Yoga des yeux" fait ressortir nos compétences originales et nous rend plus forts.

Le yoga des yeux est bien plus que de simples mouvements pour les yeux et le corps. L'intégration du corps, du cœur et de l'esprit est très importante.

En combinant les « Trois C » – corps, respiration et esprit – et en utilisant le pouvoir de la respiration et de l'esprit ensemble tout en bougeant le corps, vous pourrez utiliser votre corps, votre flexibilité et votre agilité plus rapidement que jamais. Cela devient normal.

La « méthode d'éclairage des yeux » décrite ici envoie du « qi » frais des mains aux yeux, réchauffe la zone autour des yeux, améliore la circulation sanguine, élimine rapidement la fatigue et les déchets et constitue la technique de respiration du yoga pour le nettoyage. C'est la manière dont la loi est appliquée à l'œil.

Le Qi est la force vitale d'une personne. Si l'énergie vitale d'une personne est dans un mauvais état, elle est « malade », et si elle est dans un bon état, elle est « genki ».

Améliorons ce qi en utilisant le pouvoir de notre esprit et de notre respiration. Placez le milieu de votre paume sur vos yeux et inspirez lentement en imaginant une énergie propre provenant de votre paume.

Ensuite, expirez lentement tout en imaginant vos yeux fatigués sortir de votre bouche. La circulation sanguine autour de vos yeux s'améliorera à mesure que vous inspirerez et expirerez.

Aussi, cela aide à détendre son corps et à se dire à chaque respiration que le stress diminue de moins en moins. Si vous le faites lentement et avec précaution, vous devriez pouvoir empêcher vos yeux de se fatiguer et voir mieux. Pour bouger votre esprit, il est important d'imaginer ce que vous voulez. En faisant cela, les mouvements du corps, de la respiration et de l'esprit seront tous synchronisés, ce qui augmentera les bienfaits du yoga.

Comment faire du yoga des yeux

La « méthode d'éclairage des yeux » fonctionne
même si vous la faites assis sur une chaise, mais
vous pouvez détendre votre corps et votre esprit
en la faisant allongé sur le dos dans une « pose de
relaxation » qui calme tout votre corps. Je pense
que c'est bien parce que ça m'aide à mieux
dormir.
Frottez vos paumes l'une contre l'autre pour les
réchauffer. Faites ressembler vos paumes à un
bol.

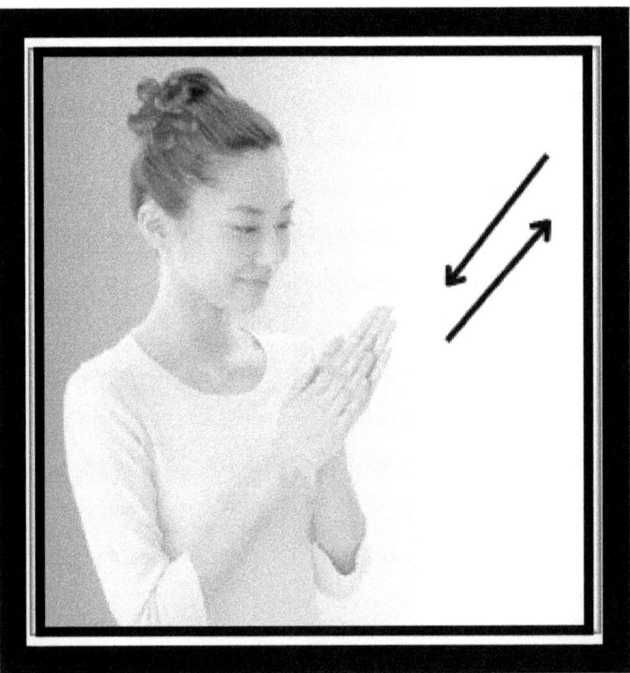

Utilisez les deux mains pour couvrir les deux yeux. À ce stade, le centre de la paume doit être juste au-dessus des yeux.

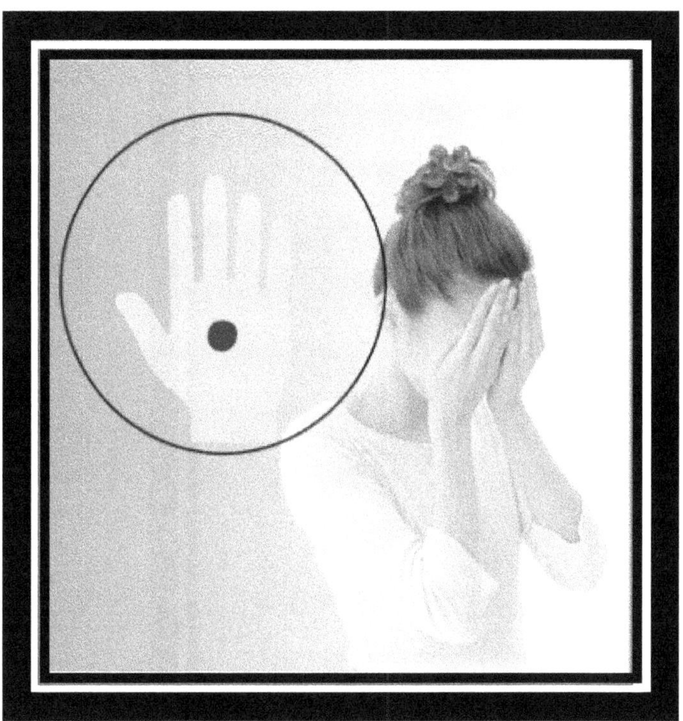

Imaginez que vous absorbez du qi pendant que vous inspirez lentement de la paume de votre main jusqu'à vos yeux.

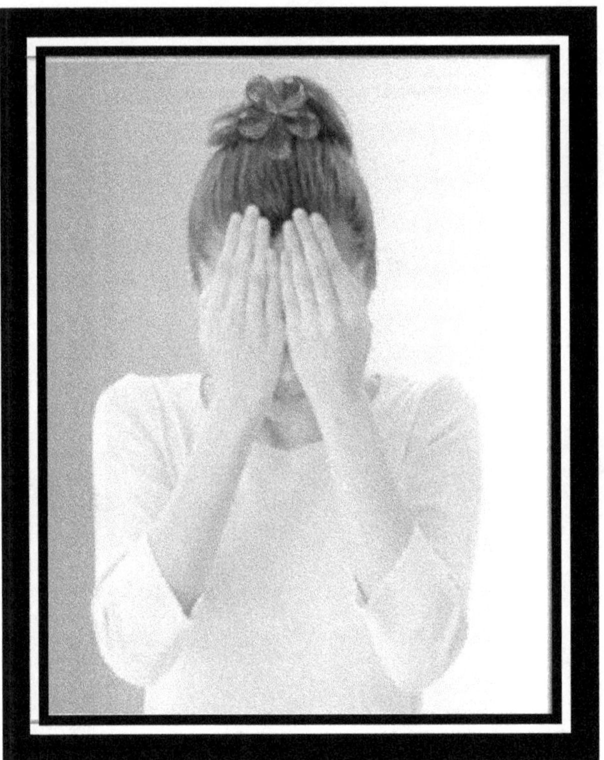

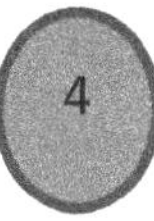 Expirez lentement par la bouche, comme si vous laissiez échapper vos yeux fatigués.

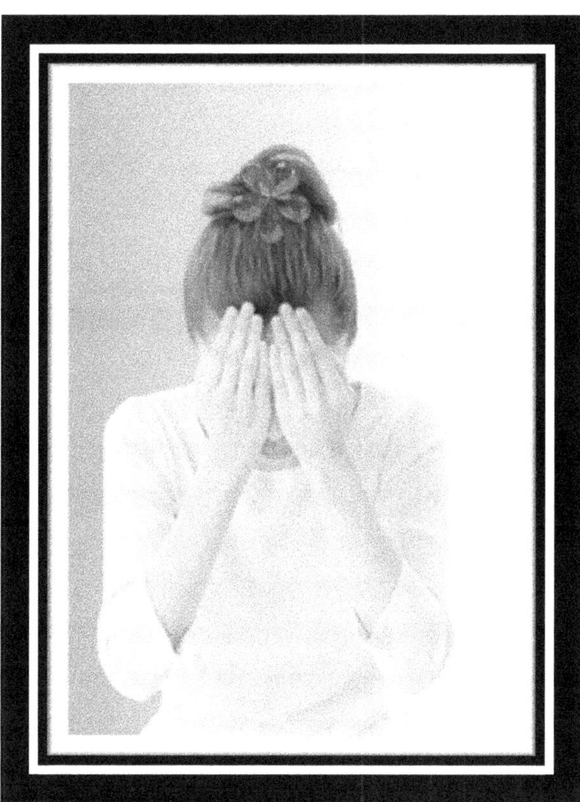

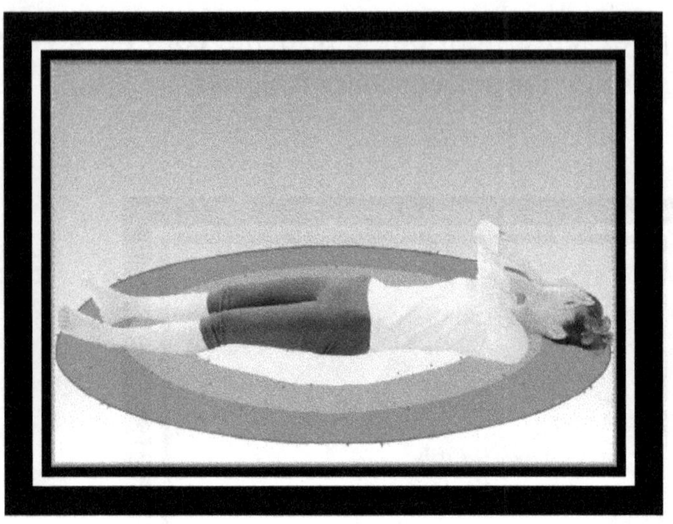

Dans la méthode d'éclairage effectuée avant de se coucher, la pièce qui imagine l'univers est

Cela se fait en étant allongé sur le dos dans une pièce sombre. Pensez à ce qui se passe de l'autre côté de la nuit. Si vous le faites lentement en respirant, vous vous sentirez plus détendu et vos yeux seront différents au réveil le lendemain.

Les six points de stimulation oculaire dans le yoga des yeux

La méthode suivante, appelée « stimulation des yeux en six points », peut aider à la fois aux problèmes oculaires et aux distorsions corporelles.

En effet, différentes parties du corps sont liées et liées à la zone du contour des yeux. Les changements et les problèmes qui surviennent au niveau des yeux sont également des signes que le corps n'est pas en forme.
Les six points de stimulation oculaire dans le yoga des yeux

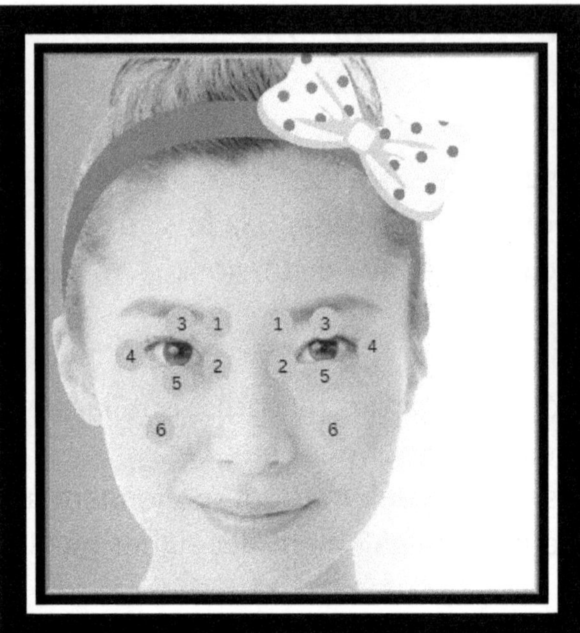

- Point N°1 (entre les sourcils) Soulage la fatigue oculaire causée par la tension nerveuse
- Point n°2 (œil intérieur) Élimine la fatigue oculaire causée par la fatigue des mains et des bras
- No 3 Point (au-dessus de l'orbite) Soulage la fatigue oculaire causée par la fatigue cérébrale
- No 4 Point (coin des yeux) Soulage la fatigue oculaire causée par la fatigue des jambes
- Point n°5 (sous la pommette) régule la pression intraoculaire

- No 6 Point (orbite inférieure) Élimine la fatigue oculaire causée par la fatigue hépatique et gastro-intestinale

Lorsque nous essayons vraiment de regarder quelque chose, nos sourcils ont tendance à se tendre et à former des lignes verticales.

Tenez vos sourcils entre votre pouce et vos doigts, inspirez, puis expirez en frottant. Lorsque vous expirez, vous devriez imaginer une mauvaise énergie quitter votre bouche. Je vais aussi avoir un torticolis.

Le deuxième point,Les mains et les bras sont reliés à la zone interne de l'œil. Lorsque vous utilisez trop vos mains et vos bras pour travailler sur ordinateur ou pour des tâches ménagères, vos yeux se fatiguent.
travail informatique ou tâches ménagères, vos yeux se fatiguent.

Il existe un test simple qui le prouve. Levez les deux bras droit devant le miroir et comparez les longueurs des mains gauche et droite. Lorsque vous relevez les bras, vous verrez que votre main droite remonte doucement et que votre bras s'allonge.

Le troisième pointest efficace contre la fatigue oculaire causée par la fatigue cérébrale. Au début, l'œil et le cerveau étaient reliés par le nerf optique et entretenaient une connexion étroite. Placez votre pouce sur la partie supérieure du bord de l'os autour de votre œil. Pendant que vous expirez, poussez de bas en haut pour soulager la fatigue cérébrale et corriger le déséquilibre entre votre cerveau gauche et votre cerveau droit.

Changez l'endroit où se trouve votre pouce petit à petit vers la gauche et la droite lorsque vous appliquez une pression. Faites attention aux

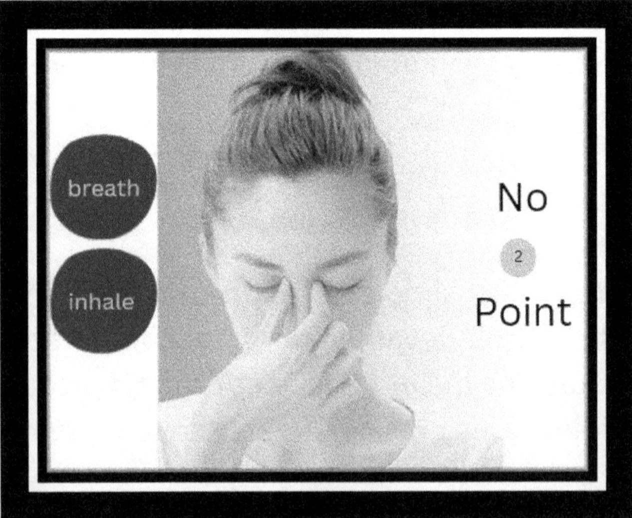

domaines qui semblent fonctionner. Vous devriez pouvoir constater que votre champ de vision est plus large et plus lumineux.

Le quatrième point, le coin externe de l'œil, est étroitement lié aux jambes. Si le flux sanguin vers vos jambes n'est pas bon ou si vos jambes gauche et droite ne sont pas équilibrées, vos yeux se fatigueront.

Appuyez sur la partie extérieure de l'os au coin de l'œil pendant que vous expirez. Cela aide non seulement vos yeux et vos jambes à se sentir mieux, mais cela résout également tout problème avec vos jambes gauche et droite.

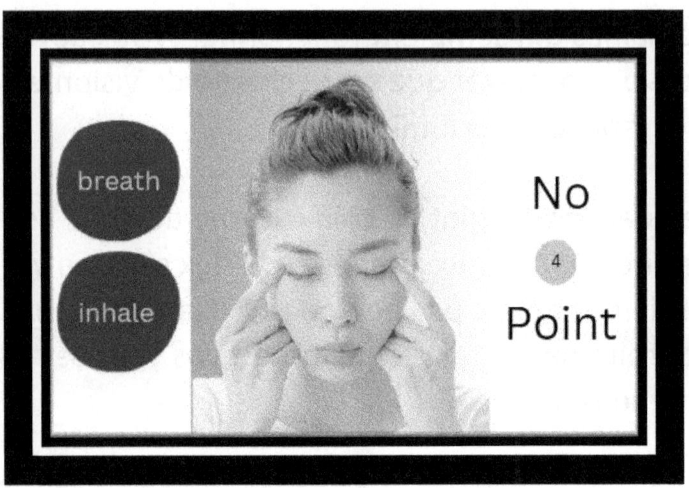

Le cinquième point,sous l'orbite, c'est lorsque le foie et l'estomac sont fatigués, la fatigue s'accumule sous les yeux et un affaissement et des cernes sont susceptibles de se produire.

Placez votre index sous le bord de l'os de l'œil et appuyez vers le bas tout en expirant. Il y a aussi un travail pour équilibrer les organes internes comme le foie et l'estomac.

Avant et après le shiatsu, essayez d'appuyer sur le bas des côtes et vérifiez les changements de dureté et de douleur. Si vous stimulez davantage le côté qui ressent la dureté et la douleur, cela sera plus efficace.

Le sixième point,sous la pommette, est recommandé aux personnes présentant une pression intraoculaire élevée et une congestion oculaire.

Lorsque la pression oculaire augmente, le nerf optique est endommagé et écrasé. Cela facilite le développement du glaucome, une maladie qui endommage le nerf optique et rend la vision plus difficile. Pour éviter le glaucome, poussez vers le haut depuis le bas de la pommette avec votre majeur.

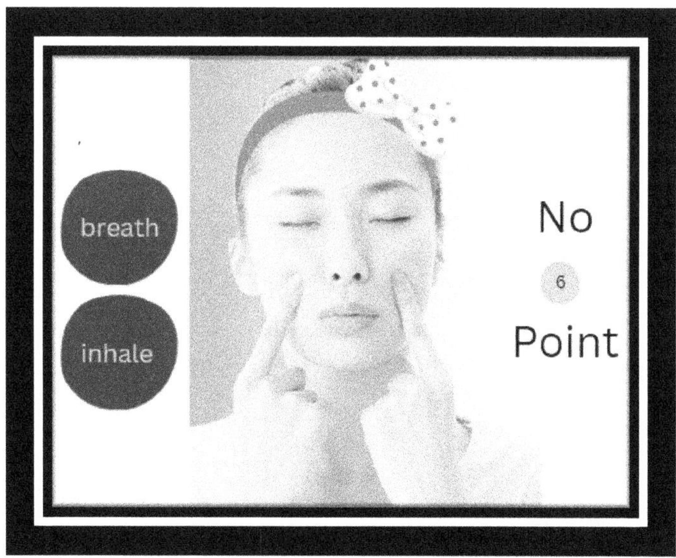

"Stimulation en six points"ce n'est pas seulement excitant; il est également important de s'assurer que votre respiration et votre esprit (image) sont synchronisés. Pensez à la « mauvaise énergie » qui sort de votre bouche lorsque vous expirez pour vous donner un coup de pouce. En seulement 2 à 3 minutes, vous devriez sentir que vos yeux ne sont plus fatigués.

**Éliminez le manque d'exercice oculaire !
Flexibilité corporelle améliorée !**

Dans cette partie, nous parlerons d'exercices pour les yeux et les bras que vous pouvez facilement réaliser depuis votre bureau.

Si vous utilisez un ordinateur ou un smartphone pendant une longue période et que vous regardez le même écran, vos mouvements oculaires ralentiront et vos muscles oculaires ne travailleront pas suffisamment.

Tout comme les muscles de vos bras se raidissent si vous ne les bougez pas, les muscles de vos yeux se raidissent si vous regardez l'écran de votre téléphone ou de votre ordinateur trop longtemps. Les muscles oculaires trop sollicités et devenus durs ont une mauvaise circulation sanguine et stockent des substances qui vous fatiguent. Il est donc important de déplacer les globes oculaires avec le reste du corps lors des étirements. Cela aidera à détendre les muscles des yeux et à amener plus de sang dans les yeux.

Si la circulation sanguine autour des yeux est améliorée, les déchets et les substances qui vous fatiguent seront éliminés, les muscles oculaires deviendront plus flexibles et les capacités naturelles des yeux seront rétablies. En combinant les mouvements du bras et de l'œil, « l'étirement du bras et l'exercice des yeux » peuvent beaucoup déplacer l'œil et détendre les muscles oculaires tendus.

De plus, bouger beaucoup les deux bras soulage les raideurs du cou, des épaules et du dos, améliore la circulation sanguine et élimine la fatigue.

Surtout avec les yeux, c'est une bonne idée de les déplacer si grand que cela semble trop. En plus de bouger vos bras, essayez de bouger vos yeux autant que possible de haut en bas.

Comment utiliser le yoga des yeux pour faire des « étirements des bras et des exercices pour les yeux ».

Mettez vos mains ensemble devant votre poitrine (gassho) et redressez votre dos. Levez les mains pour détendre les tensions dans vos épaules et votre dos.

1. Redressez votre dos, rapprochez vos paumes et ajustez votre respiration.

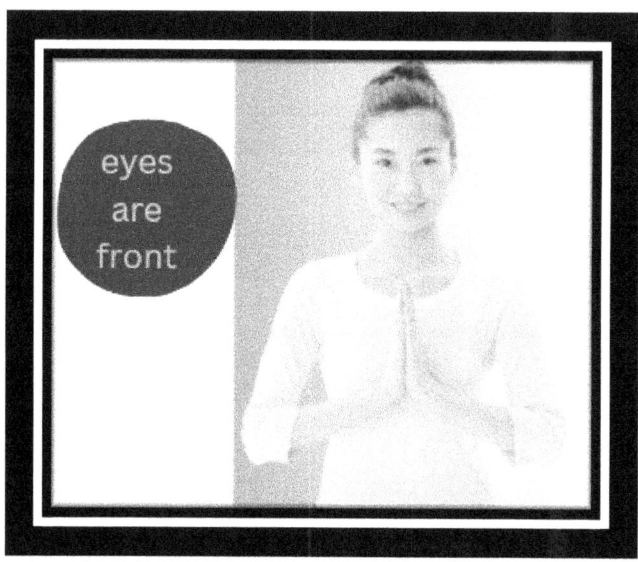

2 Tout en inspirant, étirez vos paumes ensemble au-dessus de votre tête. Étendez-le le plus haut possible. À ce moment-là, levez les yeux tout en suivant le bout de vos doigts avec vos yeux. Ne bougez pas votre visage, bougez simplement vos yeux.

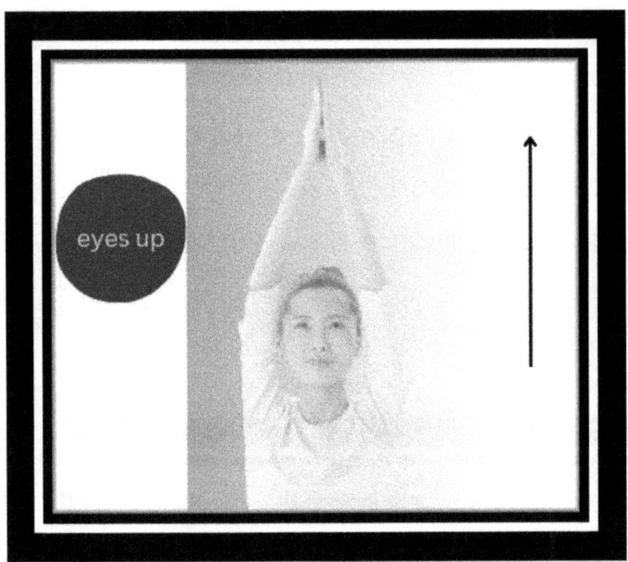

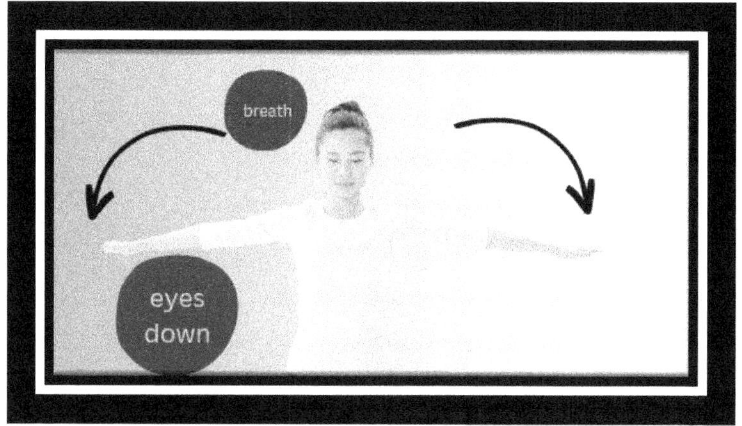

Une fois vos bras complètement tendus, expirez en abaissant vos paumes vers la gauche et la droite, les mains tournées vers l'extérieur. À ce moment-là, vous devriez également baisser les yeux. Bougez simplement vos yeux, pas votre visage. Si vous pouvez le faire trois fois, essayez de bouger vos yeux d'une manière différente lorsque vous baissez la main. Pour le premier œil, déplacez-vous verticalement de haut en bas. Pour le deuxième œil, regardez votre main droite et descendez dans le sens des aiguilles d'une montre. Pour le troisième œil, regardez votre main gauche et descendez dans le sens inverse des aiguilles d'une montre.

Une fois vos bras complètement tendus, expirez en abaissant vos paumes vers la gauche et la droite, les mains tournées vers l'extérieur. À ce moment-là, vous devriez également baisser les yeux. Bougez simplement vos yeux, pas votre visage.

4. Enfin, joignez vos mains et ajustez votre respiration.

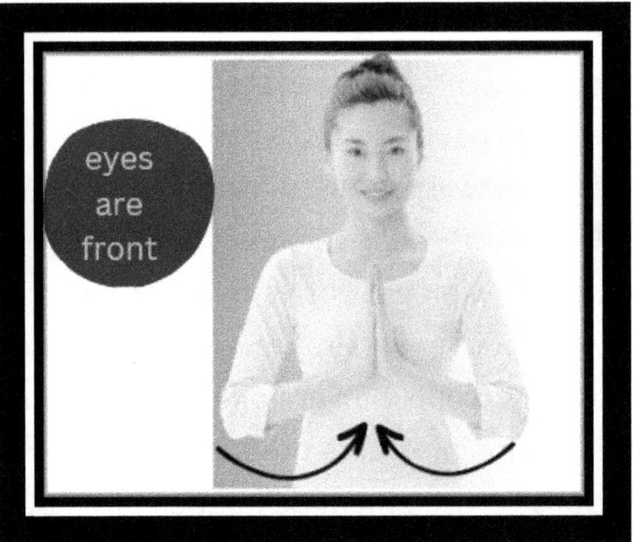

Respirez profondément et apportez de l'oxygène à vos yeux

Si vous utilisez trop vos yeux lorsque vous travaillez sur votre téléphone ou votre ordinateur, votre respiration deviendra courte, ce qui constitue également un problème. En effet, l'oxygène est important pour le bon fonctionnement du nerf visuel.

Alors faites du yoga avec une respiration nettoyante et passez d'une respiration superficielle à une respiration profonde pour amener de l'air à vos yeux.

La méthode du yoga pour purifier la respiration consiste à inspirer lentement par le nez, en imaginant que vous recevez beaucoup d'énergie fraîche, et à expirer lentement par la bouche, en imaginant que vous vous débarrassez de toute la mauvaise énergie et des déchets. En prenant ces respirations profondes encore et encore, votre esprit et votre corps commenceront à se sentir plus calmes.

Comme cela a été dit dans une autre section, il est important que le corps et l'esprit bougent en même temps (image).

Lorsque vous inspirez par le nez, étirez vos bras et pensez que vous absorbez beaucoup de nouvelle énergie.

Lorsque vous expirez par la bouche, baissez vos bras et imaginez de la mauvaise énergie et des déchets quitter votre corps. Si vous continuez à faire cela, votre corps tout entier, votre respiration et votre esprit bougeront comme un seul corps, et l'effet du yoga des yeux sera encore plus fort.

Les techniques de yoga thérapeutique comprennent des exercices tels que

1. Palmage
2. Clignotant
3. Yeux se déplaçant d'un côté à l'autre avec une mise au point simultanée
4. Les yeux tournés de côté et vers l'avant en même temps
5. Visualisation en rotation
6. Visualisation simultanée vers le haut et vers le bas
7. Observation préliminaire du bout du nez
8. Visualisation de près et de loin

1. Palmage

- Fermez les yeux, restez assis et respirez profondément pour vous détendre complètement.
- Frottez vigoureusement vos paumes l'une contre l'autre jusqu'à ce qu'elles deviennent chaudes, puis placez-les doucement sur vos paupières.
- Sentez la chaleur de vos mains se déplacer vers vos yeux et détendez les muscles de vos yeux. Vos yeux sont baignés de noir, ce qui fait du bien.
- Restez dans cette position jusqu'à ce que vos yeux aient complètement absorbé la chaleur de vos mains.
- Assurez-vous que vos yeux sont fermés et que vos mains ne sont pas devant votre visage. Frottez-vous à nouveau les mains et répétez cette opération au moins trois fois de plus.

2. Clignotant

- Détendez-vous et gardez les yeux ouverts.
- Clignez rapidement des yeux environ 10 fois.
- Fermez les yeux et prenez 20 secondes pour vous calmer. Concentrez-vous lentement sur la façon dont vous respirez.
- Environ 5 fois, faites cet entraînement.

3. Yeux se déplaçant d'un côté à l'autre avec une mise au point simultanée

- Asseyez-vous avec vos jambes tendues devant vous.
- Maintenant, levez les bras tout en gardant les poings fermés et en pointant les mains vers le haut.
- Regardez quelque chose directement devant vous, au niveau des yeux.
- Gardez la tête dans cette position et regardez les suivants l'un après l'autre en bougeant les yeux.
- La zone entre les yeux
- Pouce droit
- La zone entre les yeux
- Doigt droit
- La zone entre les yeux
- Pouce droit
- Dix à vingt fois, faites cette pratique.
- Fermez les yeux et faites une pause lorsque vous avez terminé cet exercice.
- Lorsque vous effectuez la pratique ci-dessus, faites attention à la façon dont vous respirez.
- Inspirez en position médiane.
- Regardez sur le côté pendant que vous expirez.

- Inspirez et revenez au milieu.

49

4. **Les yeux tournés de côté et vers l'avant en même temps**

- Redressez vos jambes et asseyez-vous.
- Ensuite, placez la main gauche (fermée) sur le genou gauche avec le pouce vers le haut.
- Regardez quelque chose directement devant vous et au niveau des yeux.
- Faire en sorte que la tête reste dans cette position.
- Pendant que vous expirez, gardez les yeux sur votre pouce gauche.
- Pendant que vous inspirez profondément, regardez quelque chose directement devant vous.
- Faites à nouveau la même chose avec votre pouce droit.
- Alors fermez les yeux et faites une pause.

5. Visualisation en rotation

- En gardant les jambes tendues devant vous, asseyez-vous.
- Mettez la main gauche sur le genou du côté gauche.
- Tenez votre main droite au-dessus de votre genou droit avec votre pouce vers le haut. Ne pliez pas le bras.
- Maintenant, gardez la tête immobile et regardez votre pouce.
- Gardez le bras tendu et faites un cercle avec le pouce.
- Faites cet exercice cinq fois dans le sens des aiguilles d'une montre et dans le sens inverse.
- Répétez le processus avec votre pouce gauche.

- Fermez les yeux, reposez-les et lâchez tout.
- Pendant cet exercice, vous devez respirer de la manière suivante :
- Pendant que vous faites l'arc supérieur du cercle, inspirez.

- Lorsque vous terminez le cercle inférieur, expirez.

6. Visualisation simultanée vers le haut et vers le bas

- En gardant les jambes tendues devant vous, asseyez-vous.
- Placez les deux mains sur vos genoux, les pouces pointés vers le haut.
- Levez lentement votre pouce droit tout en gardant les bras tendus. Suivez le pouce lorsqu'il monte avec vos yeux.
- Lorsque le pouce est aussi haut que possible, abaissez-le lentement jusqu'à la position de départ tout en gardant les yeux sur le pouce et la tête immobile.
- Faites à nouveau la même chose avec votre pouce gauche.
- Cela devrait être fait cinq fois avec chaque pouce.
- La tête et le cou doivent rester droits tout le temps.

- Fermez les yeux et allez-y doucement.

- Lorsque vous effectuez la pratique ci-dessus, faites attention à la façon dont vous respirez.

- Inspirez en levant les yeux.

- Expirez en fermant les yeux.

7. Observation préliminaire du bout du nez

- Asseyez-vous avec les jambes croisées.
- Redressez le bras droit devant le nez.
- Avec votre main droite, serrez le poing et gardez votre pouce pointé vers le haut.
- Concentrez les deux yeux sur le bout du pouce.
- Maintenant, pliez votre bras et amenez lentement votre pouce jusqu'au bout de votre nez tout en gardant les yeux sur le bout de votre pouce.
- Restez dans cette pose pendant un moment, en tenant votre pouce au bout de votre nez et en y concentrant vos yeux.
- En gardant les yeux sur le bout de votre pouce, redressez lentement votre bras.

- Le premier tour est terminé.
  - Faites au moins cinq tours comme celui-ci.

  - Lorsque vous effectuez la pratique ci-dessus, faites attention à la façon dont vous respirez.

- Inspirez en tirant le pouce vers le bout du nez.
- Tenez le pouce au bout du nez et restez à l'intérieur.

- Pendant que le bras se tend, expirez.

8. Visualisation de près et de loin

- Tenez-vous debout ou asseyez-vous près d'une fenêtre qui vous permet de voir clairement le ciel. Gardez vos bras à côté de vous.
- Pendant 5 à 10 secondes, regardez le bout du nez.
- Faites cela environ dix à vingt fois.
- Fermez les yeux et faites une pause.
- Notez la façon suivante de respirer
- Lorsque vous regardez de près, respirez.
- Lorsque vous regardez au loin, expirez.

Voici une série de remèdes pour aider vos yeux à ne pas être fatigués et douloureux.

- La vitamine A et la lutéine sont toutes deux bonnes pour vos yeux et les aident à se sentir mieux. Voici une liste des choses qui en ont :

- La vitamine A et la lutéine se trouvent dans les carottes, les épinards et le chou frisé.

- la lutéine se trouve dans les courgettes, les blettes et les choux de Bruxelles ;

- La vitamine A provient des patates douces et du beurre ; Attention au beurre, c'est bon pour les yeux mais mauvais pour la santé.

- le foie (qui est riche en vitamine A), comme l'huile de foie de morue ;

Remèdes à base de plantes pour améliorer la vue

Voici quelques-unes des herbes bénéfiques pour la santé oculaire :

- La camomille est décongestionnante et hydratante. Les myrtilles améliorent la vision et sont utilisées pour traiter les problèmes oculaires et la cataracte.
- la mauve est apaisante et hydratante et aide à garder les yeux humides. Il convient parfaitement aux personnes sensibles à la lumière et aux personnes qui portent habituellement des lentilles de contact.
- Le Ginkgo Biloba est un antioxydant qui améliore la circulation sanguine et est utilisé pour traiter le glaucome et la dégénérescence visuelle.
- Le calendula est une plante anti-inflammatoire qui est souvent utilisée dans les gouttes oculaires pour améliorer la sensation.

Autres remèdes naturels pour une meilleure vue

En plus de ce qui est écrit, on retient également d'autres bonnes pratiques qui peuvent soulager la fatigue oculaire :

- versez de l'eau froide dans vos yeux ouverts;
- Le palming, c'est-à-dire lorsque vous vous frottez les mains pour les réchauffer et les placez sur vos yeux sans les toucher pendant une dizaine de respirations ;
- Si vous passez beaucoup de temps devant un écran, il est bon de détourner le regard de temps en temps.

Précautions et contre-indications

- Considérez ces séances d'entraînement comme une occasion de faire une pause et de faire quelque chose pour vous-même. Trouvez un endroit où vous asseoir où vous pouvez être détendu et garder le dos droit.
- Comme pour le yoga, la récompense vient de la cohérence. Si vous pouviez trouver quelques minutes chaque jour, les avantages seraient immédiatement évidents.
- Important : vous ne pouvez pas faire de mouvements oculaires de yoga si vous portez des lunettes ou des lentilles de contact.

Conseils pour des yeux sains

1. Réduisez le temps passé devant les écrans (ordinateurs, smartphones et téléviseurs), car ils peuvent provoquer une fatigue oculaire et diminuer votre vision. Si vous ne parvenez pas à réduire votre temps d'écran, utilisez des gouttes pour les yeux et fermez les yeux pendant 20 secondes toutes les 20 minutes pour leur permettre de se détendre.

2. En plein soleil, portez des lunettes de soleil offrant une protection UV à 100 %. Gardez-en une paire dans votre sac à tout moment.

3. Évitez de fumer car cela est nocif pour vos yeux.

Consommez une alimentation équilibrée, riche en fruits et légumes frais, en « bonnes » graisses et en grains entiers.

5. Faites de l'exercice quotidiennement pour aider à maintenir un IMC sain, ce qui contribue à la prévention des maladies cardiaques et du diabète.

6. Planifiez des examens oculaires fréquents avec un ophtalmologiste qui pourra détecter les premiers signes de toute affection ou maladie oculaire.

7. Visez 7 à 9 heures de sommeil par nuit.

8. Maintenez une bonne hygiène et lavez-vous les mains fréquemment si vous vous frottez ou touchez vos yeux pour éviter toute infection.

9. Utilisez un éclairage de haute qualité, tel que des LED qui ressemblent à la lumière naturelle, pour garder vos yeux confortables.

10. Effectuez chaque jour quelques minutes d'exercices oculaires de yoga faciles mais puissants.

Conseils pour réduire la fatigue oculaire

Comme cela a déjà été dit, trop de temps passé devant un ordinateur est la principale cause de fatigue oculaire. Le meilleur conseil que nous puissions vous donner est de passer le plus de temps possible dehors et loin de votre téléphone. Mais nous savons que cela n'est pas toujours possible, nous vous suggérons donc de vous laisser un peu de marge. Il n'en faut pas beaucoup : de temps en temps, détournez le regard, regardez par la fenêtre et accordez-vous une pause.

Bref, même si vous devez penser à autre chose, prenez soin de vous.

Une lettre d'émotion arrivée à "Eye Yoga"

Comme indiqué ci-dessus, la principale raison pour laquelle les yeux des gens sont fatigués et leur vision se détériore est parce qu'ils utilisent trop leur téléphone et leur ordinateur.

En particulier, il n'y a pas de limite au nombre de personnes dont la vue s'est soudainement détériorée après avoir passé d'un téléphone portable ordinaire à un smartphone.

L'autre jour, une femme de 24 ans qui avait lu mon livre Eye Yoga m'a envoyé une lettre qui m'a fait du bien. La femme a déclaré que sa vue n'avait jamais été mauvaise, même lorsqu'elle était jeune, et qu'elle obtenait toujours un A, qui est la meilleure note à un test de vue.

Mais lorsqu'il est allé à l'université et a acheté un smartphone au lieu d'un téléphone à clapet, il a commencé à utiliser des applications de communication (comme LINE) et des jeux, et le temps qu'il a passé à regarder son téléphone a rapidement augmenté au point qu'il en est devenu accro. .

Même si j'aurais dû bien voir, j'ai vite eu du mal à voir les choses au loin.

Quand je regarde autour de moi, je vois que tous mes amis ont une mauvaise vue et portent des lunettes ou des lentilles de contact. Il pensait que s'il continuait à faire cela, sa vue ne ferait qu'empirer, alors il a décidé de chercher quelque chose qui serait bon pour ses yeux.

Lorsqu'elle a découvert le yoga des yeux, elle l'a immédiatement essayé. Ses yeux flous s'éclaircissent immédiatement et elle peut voir des choses qui étaient difficiles à voir auparavant. L'une des raisons pour lesquelles le yoga des yeux est encouragé est qu'il fonctionne immédiatement.

S'il vous plaît, essayez de faire le yoga des yeux dont nous avons parlé à cette heure-ci chaque jour. Non seulement vos yeux se sentiront mieux, mais votre corps et votre esprit se sentiront également mieux.

Les 12 aliments les plus sains pour vos yeux

Mangez les meilleurs aliments sains pour vos yeux afin de garder votre vision en bonne forme.

Nous savons déjà que notre corps fonctionne mieux lorsqu'il consomme des aliments complets et copieux. Cela est également vrai pour certaines parties du corps. Vos yeux sont un bon exemple.

Si vous mangez davantage des meilleurs aliments pour la santé oculaire, vous donnez à vos yeux ce dont ils ont besoin. En d'autres termes, si vous voulez être sûr de bien voir pour le reste de votre vie, vous devez manger des aliments bons pour vos yeux. Que sont-ils alors ? Nous devrions le découvrir.

Voici 12 aliments bons pour vos yeux, que vous ayez des antécédents de problèmes de vision dans votre famille ou que vous essayiez d'éviter la fatigue oculaire au quotidien.

Le brocoli est un légume.

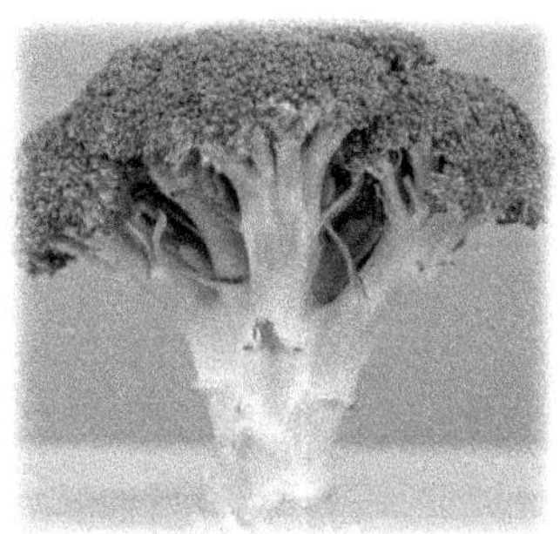

Une étude soutenue par l'American Optometric Association a révélé qu'une substance présente dans le brocoli appelée indole-3-carbinol peut aider à éliminer les toxines de votre rétine. Cela réduit le risque de développer une dégénérescence maculaire liée à l'âge, qui est l'une des principales raisons pour lesquelles les personnes âgées perdent la vue. Le brocoli contient également de la lutéine et de la zéaxanthine, qui sont également bonnes pour les

yeux car elles les protègent. Mais gardez à l'esprit
que cette étude indique qu'il faudrait manger
beaucoup de brocoli pour vraiment se protéger de
la DMLA.

Le saumon est un poisson.

Pour garder vos yeux en bonne santé, vous devez vous assurer qu'ils reçoivent suffisamment d'eau. Certains des meilleurs aliments pour de bons yeux peuvent vous mener très loin. Les acides gras oméga-3 se trouvent par exemple dans le saumon. Cela vous rend moins susceptible d'avoir les yeux secs, une affection douloureuse qui devient plus courante avec l'âge.

Si vous êtes une femme, il est plus important pour vos yeux de manger du poisson et d'autres aliments contenant des oméga-3. Les personnes nées de sexe féminin sont deux fois plus susceptibles d'avoir les yeux secs.

Carottes

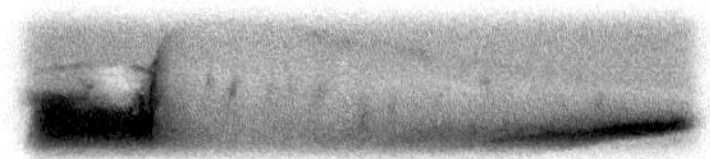

Vous avez probablement déjà entendu cela : les carottes sont l'une des meilleures choses pour vos yeux. Tout d'abord, ils contiennent beaucoup de bêta-carotène, un antioxydant que votre corps utilise pour fabriquer de la vitamine A. La vitamine A vous aide à voir la nuit et empêche vos yeux de devenir trop myopes, ce qu'on appelle la myopie. Prenez la collation préférée de Bugs Bunny si vous souhaitez éviter d'avoir besoin d'une correction de la vue ou conservez votre prescription actuelle de lentilles de contact ou de lunettes le plus longtemps possible.

De plus, les carottes contiennent un autre antioxydant appelé lutéine. Celui-ci peut vous rendre moins susceptible de contracter la DMLA.

Grains de tournesol

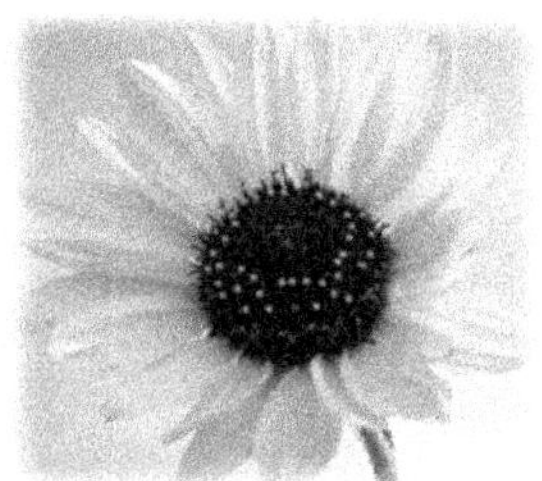

Oui, vous devriez garder le soleil hors de vos yeux. Mais ne vous laissez pas tromper par le nom. Il n'y a pas besoin de sécurité ici. Les graines de tournesol sont l'une des meilleures choses pour vos yeux. Ils contiennent beaucoup de vitamine E, un antioxydant qui protège nos yeux des dommages causés par les radicaux libres. La vitamine E protège également vos yeux des rayons UV nocifs du soleil, ce qui réduit le risque de cataracte.

Une chose importante à retenir est que votre corps peut fabriquer certaines vitamines, mais il ne peut pas fabriquer lui-même de la vitamine E. Vous devez obtenir de la vitamine E à partir de nourriture ou de pilules.

kiwi

Vous voulez une autre façon de vous protéger des éventuels dommages causés par le soleil ? Kiwi peut vous aider. Ce fruit flou figure sur notre liste des meilleurs aliments pour des yeux sains car il contient de la lutéine, la vitamine qui combat la DMLA, et de la zéaxanthine, qui aide vos yeux à filtrer la lumière.

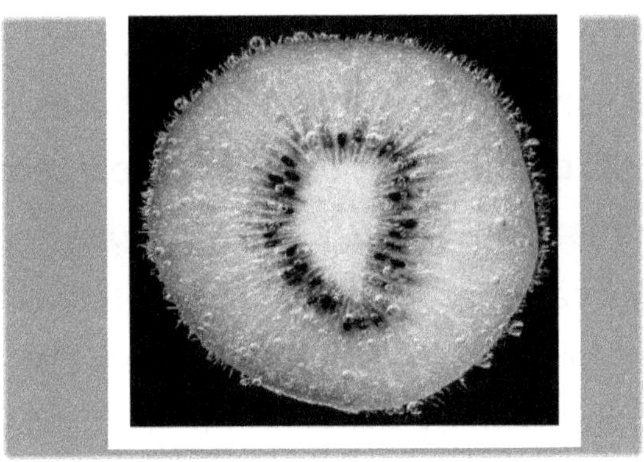

Les huîtres aux coquillages

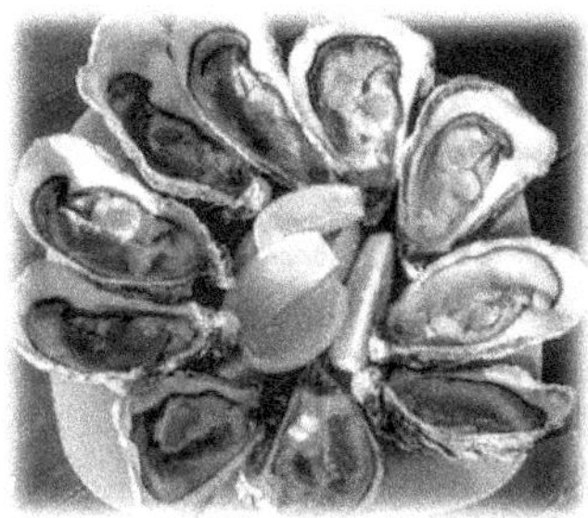

Certaines des autres choses qui sont bonnes pour
la santé oculaire n'ont peut-être pas été aussi
surprenantes, mais celle-ci pourrait l'être. Même
ainsi, ça vaut toujours le coup de se faire
décortiquer. Les huîtres contiennent non
seulement des acides gras oméga-3, mais elles
contiennent également beaucoup de fer. Cela
vous donne un nutriment puissant qui peut vous
aider à combattre la DMLA.

Épinard

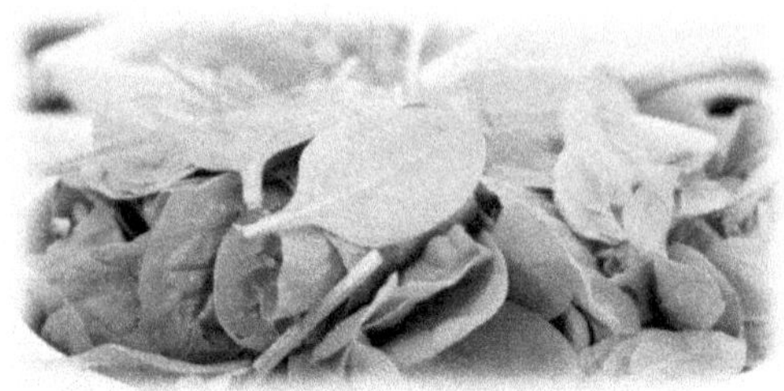

Pensez comme Popeye et consommez vos épinards. Cette feuille verte est l'un des meilleurs aliments pour la santé des yeux car elle contient une grande variété d'éléments essentiels. Comme je l'ai mentionné, la lutéine est essentielle à la bonne santé oculaire et elle est présente ici en concentrations élevées. La zéaxanthine peut également être trouvée dans les épinards.

Les antioxydants sont mieux absorbés par l'organisme lorsqu'ils sont consommés avec des graisses. Les meilleurs aliments pour la vue peuvent être facilement incorporés à n'importe quel repas en incluant une petite salade d'épinards assaisonnée d'huile d'olive, qui contient également des oméga-9 et une petite quantité d'oméga-3.

Œufs

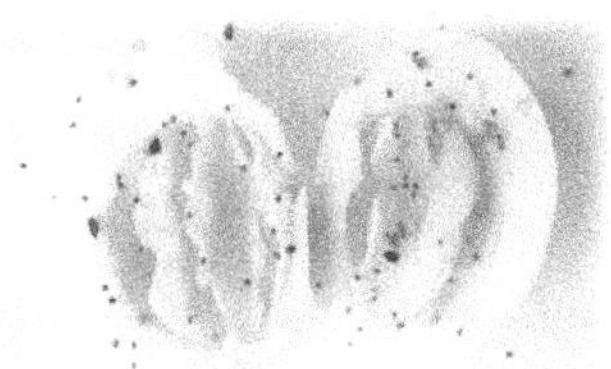

Les œufs fournissent tous les nutriments nécessaires à la santé des yeux, notamment les antioxydants lutéine et zéaxanthine, ainsi que le zinc et la vitamine A. En fait, une étude de 2019 a révélé que manger des œufs régulièrement (environ deux à quatre œufs par semaine) réduit considérablement la possibilité de développer une DMLA. Les œufs sont une option pratique si vous souhaitez manger des aliments qui favorisent la santé des yeux.

Amandes

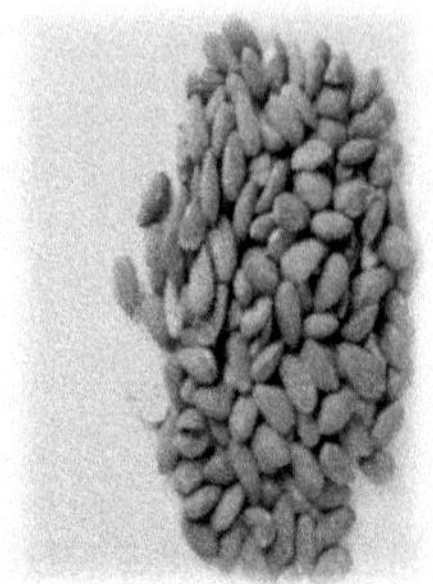

La vitamine E, un antioxydant qui peut aider à prévenir la dégénérescence maculaire et la cataracte, est abondante dans les amandes et autres noix. Encore une fois, il s'agit d'une vitamine que votre corps ne produit tout simplement pas.

De plus, si vous manquez de temps, c'est l'un des meilleurs aliments pour améliorer la santé de vos yeux. Une poignée d'amandes peut être consommée sur le pouce sans avoir besoin d'un brûleur ou d'une planche à découper.

Yaourt

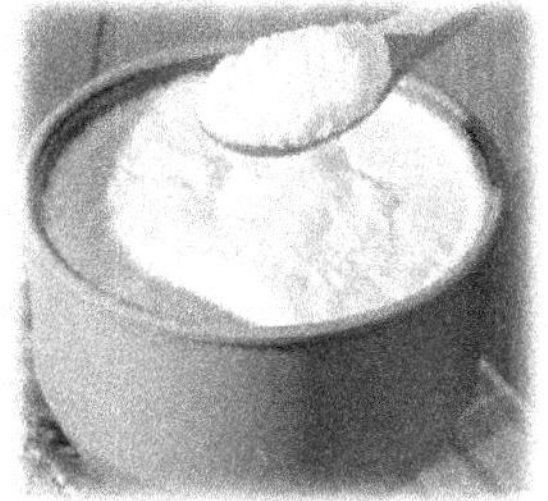

La vitamine A et le zinc, deux éléments que j'ai déjà mentionnés comme étant essentiels à la santé oculaire, peuvent être trouvés dans les produits laitiers. Cependant, les produits laitiers de culture constituent la meilleure option si vous essayez d'améliorer votre vue grâce à ce que vous mangez. Pourquoi? Parce que les probiotiques peuvent être trouvés dans le yaourt. De plus en plus de recherches suggèrent que ces bactéries bénéfiques pourraient soulager un large éventail de problèmes oculaires, de la conjonctivite allergique à la sécheresse oculaire.

Des oranges

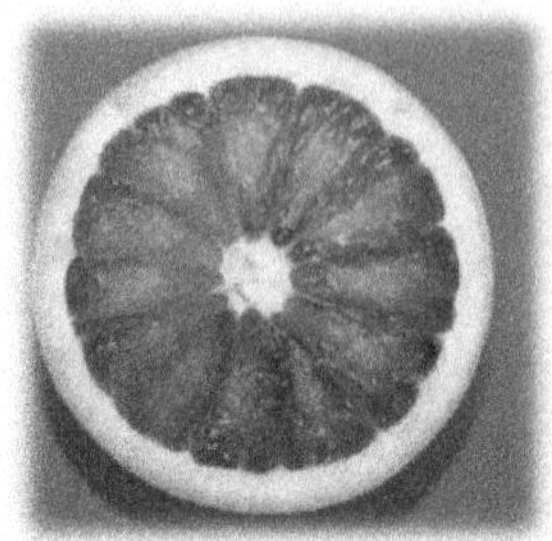

J'ai déjà expliqué comment et pourquoi le bêta-carotène contribue à la vitamine A et pourquoi c'est important pour maintenir des yeux sains. Ce que je n'ai pas mentionné, cependant, c'est que les aliments contenant du bêta-carotène sont facilement disponibles en raison de la couleur orange conférée par l'antioxydant. Les oranges, connues pour contenir une quantité importante de ce nutriment, sont incluses ici car elles font partie des meilleurs aliments pour améliorer la santé oculaire.

De plus, les oranges sont une bonne source de vitamine C, comme vous le savez sans doute déjà. Et cela peut aider votre corps à lutter contre la dégénérescence maculaire liée à l'âge, la cataracte et la perte de vision.

Des fraises

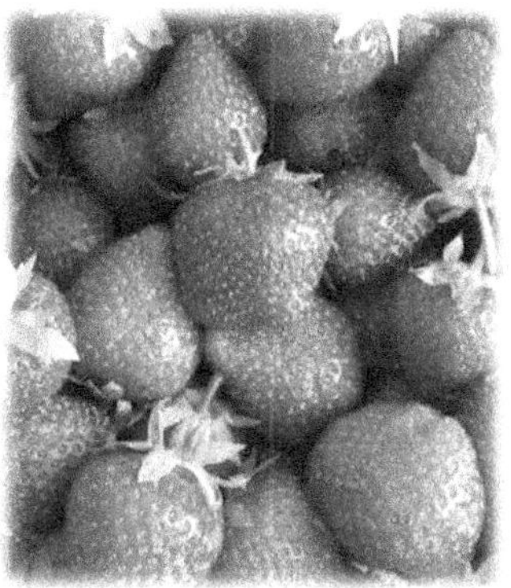

Bien que les oranges soient plus médiatisées, les fraises ont en réalité des niveaux plus élevés de vitamine C. Ces baies devraient être incluses dans notre liste des meilleurs aliments pour la santé oculaire en raison de la vitamine C qu'elles contiennent, qui constitue un coup de poing contre la dégénérescence maculaire. , cataractes et perte de vision générale.

Que sont les oreillers pour les yeux de yoga ?

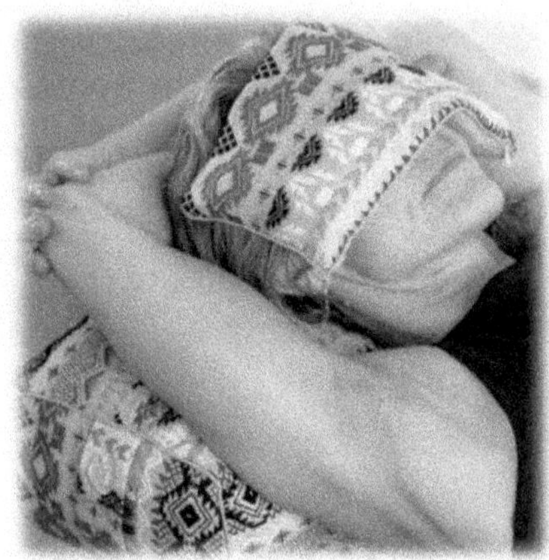

Les petits oreillers lestés que vous pouvez mettre sur vos yeux sont appelés oreillers pour les yeux de yoga. Ils sont petits et rectangulaires, et un oreiller peut être utilisé pour couvrir les deux yeux.

Il existe de nombreuses couleurs et modèles différents de coussins pour les yeux de yoga, mais le tissu doit être doux. Ainsi, lorsque vous mettrez l'oreiller sur vos yeux, vous vous sentirez à l'aise.

Même si vous ne faites pas de yoga très souvent, vous devriez toujours avoir un oreiller avec vous.

Ainsi, vous pouvez en bénéficier même si vous ne faites pas de yoga.

Comment fonctionne un oreiller pour les yeux

Les couvre-yeux de yoga bloquent la lumière et donnent un peu de pression à vos yeux. L'oreiller peut également stimuler votre nerf vague, qui est l'un des nerfs qui relient vos poumons, votre cœur et votre système digestif.

Lorsque vous stimulez le nerf vague, des changements se produisent dans tout votre corps. Ces changements peuvent vous aider à vous sentir plus calme. De votre cou à votre bassin, le nerf vague contrôle de nombreux systèmes et peut donc vous aider à vous sentir calme.

Bloquer la lumière avec un oreiller pour les yeux peut également vous aider à vous détendre et à vous endormir. Si votre pièce n'est pas complètement sombre, l'oreiller peut la rendre plus sombre. Il vous sera alors plus facile de vous endormir.

Utilisations pour un oreiller pour les yeux

Un oreiller pour les yeux de yoga peut être utilisé à tout moment de la journée ou de la semaine. Bien sûr, c'est une excellente façon de terminer une leçon de yoga et de se détendre. Pendant Savasana, vous pouvez utiliser l'oreiller pour vous aider à rester dans l'instant présent et à ne pas regarder autour de vous. Vous n'êtes cependant pas obligé de pratiquer le yoga pour utiliser un oreiller pour les yeux de yoga. Vous pouvez également en utiliser un le soir pour vous aider à vous endormir. L'obscurité supplémentaire et la faible pression peuvent vous aider à vous endormir plus facilement, afin que vous puissiez dormir davantage.

Lorsque vous vous sentez inquiet ou stressé, vous pouvez utiliser l'oreiller. Vous pouvez profiter de l'activation du nerf vague en vous allongeant et en mettant un oreiller sur vos yeux.

De nombreuses choses, comme la respiration profonde et la méditation, peuvent faire fonctionner le nerf vague. Même si la pression exercée sur vos yeux ne suffit pas à elle seule, l'oreiller peut quand même vous aider à vous détendre. Cela peut vous aider à respirer profondément et à vous concentrer.

Ensuite, cela peut vous aider à vous sentir mieux en équilibrant votre humeur et vos sentiments.

Essayez de prêter attention à chaque partie de votre corps ou détendez-vous pour tirer le meilleur parti de votre oreiller pour les yeux. Ne comptez pas trop sur votre oreiller pour vous sentir apaisé.

Avantages d'un oreiller pour les yeux de yoga

Si vous souhaitez utiliser un oreiller pour les yeux de yoga, vous devez comprendre comment il peut vous aider. Voici quelques excellentes façons dont un oreiller pour les yeux peut vous aider, que vous souhaitiez l'utiliser à la fin d'un cours de yoga ou à la fin d'une longue journée.

Fixer des règles pour la digestion

La première et probablement la plus choquante façon dont un oreiller pour les yeux de yoga peut vous aider est de réguler votre digestion. Ceci est lié au nerf vague, qui est lié à votre système intestinal. Lorsque vous déclenchez le nerf vague, vous pouvez permettre à votre corps de décomposer plus facilement les aliments.

Cela pourrait même aider à résoudre certains problèmes d'estomac, mais vous devriez parler à votre médecin de votre situation particulière. Dans l'ensemble, cependant, la pression exercée par l'oreiller peut aider à réveiller le nerf vague et à améliorer la digestion. Vous ne constaterez peut-être pas de grand changement, et le mot «

changement » a plus d'un sens. Mais un oreiller pour les yeux de yoga peut aider à résoudre les problèmes digestifs ainsi que d'autres méthodes. Cela pourrait vous aider à mieux digérer les choses que vous aimez.

Ralentissez votre rythme cardiaque

Votre fréquence cardiaque peut également diminuer à l'aide d'un oreiller pour les yeux de yoga. Encore une fois, cela est lié au nerf vague, et une fréquence cardiaque plus lente peut aider dans beaucoup de choses. Vous pouvez utiliser l'oreiller pour ralentir votre fréquence cardiaque si votre fréquence cardiaque est normalement rapide ou si votre cœur bat plus vite à cause du stress.

Lorsque vous vous endormez, votre fréquence cardiaque ralentit également un peu. Cela vous aide à économiser de l'énergie et à vous détendre complètement. Mais si vous n'arrivez pas à dormir, vous aurez peut-être besoin d'aide pour réduire votre fréquence cardiaque.

Même si un oreiller pour les yeux de yoga ne peut pas remplacer les soins médicaux, il peut aider.

Mais il est également possible que vous ralentissiez trop votre rythme cardiaque. Si vous avez déjà une fréquence cardiaque inférieure à la moyenne, vous ne voudrez peut-être pas utiliser un oreiller pour les yeux de yoga.

Ne laisse pas entrer la lumière

Rendez votre chambre aussi sombre que possible si vous avez besoin d'aide pour vous endormir. Mais les colocataires, les horloges et autres objets qui émettent de la lumière peuvent rendre cela difficile à réaliser. Vous pouvez bloquer la lumière avec de nombreuses choses, comme des masques pour les yeux ou des oreillers pour les yeux.

Un oreiller pour les yeux de yoga peut bloquer la lumière et la petite pression peut vous aider à fermer les yeux. Vous n'aurez alors plus à vous inquiéter du fait qu'un excès de lumière vous empêcherait de dormir.

Vous pouvez plutôt profiter de la pièce sombre et de la façon dont le coussin pour les yeux vous apaise. Maintenant, si vous bougez beaucoup pendant votre sommeil, un oreiller pour les yeux n'est peut-être pas la meilleure chose pour vous.

Mais si vous ne bougez pas et dormez sur le dos, cela peut être la solution idéale.

Changez d'humeur

Votre nerf vague va également vers votre cerveau, et si vous pouvez contrôler ce nerf, vous pouvez changer ce que vous ressentez. L'utilisation d'un oreiller pour les yeux peut être utile si vous vous sentez stressé ou inquiet. Mettre l'oreiller sur vos yeux pendant quelques minutes pourrait vous aider à vous sentir mieux.

Comme les autres avantages, un oreiller pour les yeux de yoga ne remplace pas les soins médicaux. Si vous souffrez de dépression ou d'inquiétude, vous voudrez peut-être envisager de consulter un thérapeute. Mais un oreiller pour les yeux peut être un excellent moyen de traiter les petits changements d'humeur à la maison.

C'est une bonne raison de s'allonger un moment. Faites une pause dans votre travail ou vos tâches ménagères et amusez-vous. Vous pouvez utiliser l'oreiller chaque fois que vous souhaitez vous sentir mieux.

Garder le système nerveux sous contrôle

L'utilisation d'un oreiller pour les yeux de yoga peut également aider à maintenir l'équilibre de votre système nerveux. Lorsque vous stimulez le nerf vague, il peut envoyer des messages dans tout votre corps qui vous font du bien. Vous n'avez pas besoin d'être contrarié ou d'avoir des problèmes d'estomac pour utiliser l'oreiller.

La pression de l'oreiller peut affecter tout votre corps, que vous l'utilisiez pour le yoga ou autre chose. La pression peut vous faire du bien, donc même si cela semble étrange au début, vous pourriez aimer utiliser l'oreiller. Même si l'oreiller ne traite pas ou ne guérit pas les maladies du système nerveux, vous devriez l'essayer. Il peut être utilisé en complément d'une intervention chirurgicale ou de médicaments réguliers. Vous pourrez alors tirer le meilleur parti des traitements dont vous disposez.

Une dernière chose

Les oreillers pour les yeux de yoga sont de petits
oreillers que vous placez sur vos yeux, mais vous
n'êtes pas obligé de les utiliser pendant un cours
de yoga. Ils peuvent aider votre cerveau et votre
corps de plusieurs manières, vous devriez donc en
essayer une. Vous ne savez jamais quand vous en
aurez besoin.